Nouveau Traitement
des maladies secrètes.

NOUVEAU

TRAITEMENT

DES

Maladies secrètes.

Première Edition.

NOUVEAU
TRAITEMENT

DES
MALADIES SECRÈTES,

Par une Société de Médecins.

APPLICATION DE L'EAU ANTI-SYPHILITIQUE SANS MERCURE,
DITE EAU-WÉRY.

CONSULTATIONS tous les jours, *rue Michel-le-Comte*, nº 36, au Cabinet
de la Société, chez M. Wéry, et Traitement par correspondance.

PARIS.

CHEZ STAHL, IMPRIMEUR-LIBRAIRE,
QUAI DES AUGUSTINS, Nº 9,

ET CHEZ L. WÉRY, ÉDITEUR,
RUE MICHEL-LE-COMTE, Nº 36.

1831.

IMPRIMERIE DE STAHL,
QUAI DES AUGUSTINS, N° 9.

NOUVEAU TRAITEMENT

MALADIES SECRÈTES.

Considérations.

Il serait difficile de donner une définition bien claire de la Syphilis; ses nombreux symptômes s'y opposent, leur étude peut seule mener à s'en former une idée exacte.

Ce mal a probablement toujours existé avec une intensité et des phénomènes morbides très-variables, suivant les époques et les circonstances; nous le croyons procéder de la lèpre, qui peut-être n'était que la Syphilis elle-même; il jeta l'épouvante dans toutes les classes de la société par la marche violente qu'il affecta vers la fin du quinzième siècle. On le crut apporté d'Amérique. Peu de familles purent s'en préserver, il les décimait en commençant par les mutiler; il attaquait particulièrement le nez, les oreilles, les yeux, les lèvres, la langue, les doigts, les parties génitales, qu'il détruisait en partie ou tout-à-fait. Il couvrait la peau entière d'ulcères, de pustules, de croûtes, et altérait l'économie au point de rendre méconnaissables les individus, qui finissaient par périr après de longues douleurs.

Aujourd'hui, les efforts multipliés des médecins permettent rarement à la maladie, d'arriver à ces déplorables résultats.

La Syphilis se transmet le plus ordinairement par le rapprochement des sexes ; elle se communique aussi par le dépôt de la sécrétion morbide sur une partie muqueuse, comme les lèvres, ou sur la peau accidentellement dépourvue d'épiderme.

Il suffit quelquefois de se servir du verre ou de la cuiller d'un vénérien, pour contracter sa maladie.

L'enfant de parens vénériens peut naître infecté ; dans ce cas il transmet ordinairement le mal à sa nourrice. Un enfant sain peut recevoir la Syphilis d'une nourrice malade.

On a des exemples de Syphilis qui ne s'est manifestée que de longues années après qu'elle avait été contractée.

On avait observé que des affections des parties génitales cédaient aux seuls moyens antiphlogistiques ; des philantropes s'emparant d'un fait qui comblait leurs vœux, en conclurent la non-existence du virus vénérien. Plus tard, des partisans de la doctrine physiologique adoptèrent cette opinion. Elle s'accordait avec leur manière de considérer toutes les inflammations comme de nature identique, malgré la diversité de leurs nuances. Suivant eux, cette diversité serait attribuable non au caractère spécifique de la cause irritante, mais à la différence d'intensité dans l'inflammation, et à l'espèce de tissu où elle se manifeste.

Cette opinion de la non-existence du virus vénérien a déja eu les conséquences les plus funestes ; elle doit être combattue dans l'intérêt de la science et de l'humanité.

L'invasion de la Syphilis amène ordinairement des désordres qui cèdent aux antiphlogistiques, qui en exigent même l'emploi, nous en convenons ; mais ces désordres disparus, la Syphilis reste, et si elle a cessé d'être manifeste, ce n'est que pour se reproduire plus terrible ordinairement quelques mois, et quelquefois plusieurs années après.

Nous le reconnaissons aussi, des symptômes d'un ordre non syphilitique simulent par fois sur les parties génitales les phénomènes morbides que l'on remarque à l'invasion de la Syphilis, et comme eux, disparaissent sous l'influence des antiphlogistiques.

Mais on ne peut déduire de ces deux observations, la non-existence d'un virus constaté par l'expérience des siècles, virus dont la plus faible partie altère à la longue tous les fluides vivans, et donne lieu à ces retours morbides toujours de plus en plus graves, et dont des médicamens spéciaux peuvent seuls triompher, car la maladie, abandonnée à elle-même, ne guérit jamais.

On a préconisé comme anti-syphilitique un grand nombre de médicamens; peu jouissent de quelque vertu, aucun n'est à la fois innocent et certain.

En effet, on reproche à l'usage du mercure ses accidens graves, ses suites fâcheuses.

On accuse les sudorifiques et les robs anciens d'insuffisance.

On n'a point obtenu des préparations d'or et de platine le succès qu'on s'en était promis.

Une foule d'autres substances vantées n'ont produit que des cures isolées ou douteuses.

Dix ans nous avons été préoccupés de la nécessité d'un remède plus efficace; livrés exclusivement au traitement de cette maladie, nous en sentions mieux le besoin, et nous étions plus que personne à même de le découvrir; nous l'avouons cependant, jusqu'aux derniers travaux de la chimie, nos efforts avaient été vains, nous lui devons L'EAU que nous présentons ici avec la confiance du succès.

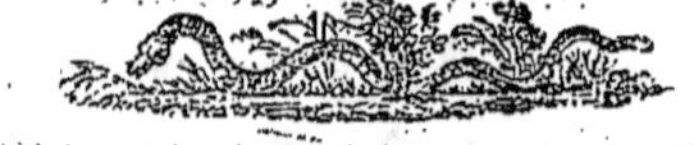

INSTRUCTION

POUR LE TRAITEMENT

DES

MALADIES SECRÈTES,

PAR L'EAU ANTI-SYPHILITIQUE, SANS MERCURE.

BLENNORRHÉE.

ÉCOULEMENT SANS DOULEUR.

Cuisson nulle en urinant, écoulement par les parties génitales d'une humeur blanche ou jaunâtre.

Quelques bains et l'Eau anti-syphilitique détruisent facilement cette affection.

BLENNORRHÉE CHEZ LA FEMME.

Même médicament que pour l'homme. Elle doit prendre des bains de siége et des injections d'eau tiède dans le commencement du traitement, et des injections *d'eau blanche* vers la fin.

BLENNORRHAGIE.

CHAUDE-PISSE, DOULOUREUSE, CORDÉE.

Cuisson plus ou moins vive en urinant, écoulement d'une humeur blanche, jaune ou verdâtre.

L'Eau anti-syphilitique fait bientôt disparaître la douleur et l'écoulement.

Si la verge est enflée, on l'enveloppe de cataplasme de farine de graine de lin ; on la baigne chaque jour dans l'eau tiède, plusieurs fois et long-temps.

L'enflure peut former un bourrelet autour du gland, qu'il étrangle ; on baigne alors la verge dans l'eau froide, et l'on s'efforce de ramener le bourrelet en avant du gland, que l'on refoule à l'intérieur à l'aide du pouce.

Si l'urètre devient le siége d'une irritation violente, on applique douze à quinze sangsues au périnée, on prend des bains de verge, de siége et généraux.

Cette irritation se propage quelquefois aux parties voisines et produit un gonflement assez douloureux des glandes inguinales ; on place également douze sangsues au périnée, puis les bains de siége, les bains généraux et l'Eau anti-syphilitique achèvent de faire disparaître des symptômes dont le malade ne doit pas s'effrayer.

Dans la période inflammatoire, le malade doit observer une sobriété d'alimens proportionnée aux souffrances qu'il endure.

BLENNORRHAGIE CHEZ LA FEMME.

Emploi de l'Eau anti-syphilitique ; bains de siége et injections à l'eau tiède tant qu'il y aura douleur, et injections à *l'eau blanche* ensuite.

Sangsues aux parties naturelles si les douleurs sont vives.

INFLAMMATION TESTICULAIRE,
ÉCOULEMENT TOMBÉ DANS LES BOURSES.

Une marche forcée, la danse, l'équitation, des injections intempestives, une médication peu rationnelle enfin, peuvent amener la suppression de l'écoulement et l'inflammation, l'engorgement consécutif des bourses.

L'usage de l'Eau anti-syphilitique, des bains généraux et de siege, des cataplasmes de farine de graine de lin sur les bourses, le repos au lit, la diète, une boisson abondante et douce, comme de l'eau sucrée, le laitage, des sangsues appliquées au périnée, à deux ou trois reprises, dans les premiers jours de l'accident, ces moyens, disons-nous, ont bientôt fait disparaître les souffrances et l'engorgement, et rétabli l'écoulement, que l'on traite alors comme la blennorrhée.

CHANCRES.

Petits boutons, petites plaies, qui affectent primitivement les parties naturelles, ou telle autre partie pourvue de membrane muqueuse, les mamelons, la bouche, l'anus, qui aurait été mise en contact avec le virus.

Leur traitement exige l'emploi de l'Eau anti-syphilitique et des bains locaux d'eau tiède d'une demi-heure matin et soir. On y applique des cataplasmes s'ils sont enflammés.

BUBONS.

INFLAMMATION ET ENGORGEMENT DES GLANDES INGUINALES.

L'usage de l'Eau anti-syphilitique amène très-bien leur résolution.

On y applique d'ailleurs des cataplasmes de farine de graine de lin, et à plusieurs reprises dix à douze sangsues à l'entour, si les douleurs sont vives. Les bains généraux sont très-utiles.

Les bubons apparaissent souvent en même temps que les chancres, l'écoulement, etc.

DOULEURS DES OS.

Douleurs, principalement la nuit, dans les os des bras, des jambes, de la tête, au sternum et aux vertèbres, lombaires surtout.

L'Eau anti-syphilitique parvient à détruire sans retour ces douleurs et leur cause.

EXOSTOSES.

GONFLEMENT, CARIE DES OS.

On applique des cataplasmes de farine de graine de lin dessus, et même des sangsues à l'entour s'il y a rougeur, vive irritation. L'usage de l'Eau anti-syphilitique les guérit.

PUSTULES DARTROIDES.

Elles affectent surtout le cuir chevelu, le front, les mains, etc. Traitement des douleurs des os.

PUSTULES MUQUEUSES.

Principalement aux parties naturelles, aux bourses. Bains de siége et même traitement.

TACHES POURPRES, JAUNES, LIVIDES.

Même traitement, et bains généraux.

VÉGÉTATIONS EXCROISSANCES.

Traitement par l'Eau anti-syphilitique. Sur la fin on excise, on touche avec la pierre.

MAUX DE TÊTE, SURDITÉ.

Même traitement.

ULCÈRES SUR LE CORPS.

Des cataplasmes de farine de graine de lin ; des sangsues si l'inflammation est vive ; et le traitement par l'Eau anti-syphilitique.

ULCÈRES
A LA GORGE, AU PALAIS, A LA LANGUE.

Le malade doit tenir continuellement dans la bouche de l'eau froide, et mieux du lait froid, et faire le traitement par l'Eau anti-syphilitique.

DOULEURS DES AINES, DES TESTICULES.

La douleur des aines réclame l'usage de l'Eau anti-syphilitique, celle des testicules exige le même traitement, et l'application de sangsues et de cataplasmes émolliens.

SCROPHULES,
DARTRES, VICE DU SANG ET DES HUMEURS.

L'Eau anti-syphilitique est souveraine contre certaines dartres et gales anciennes, humeurs-froides, écrouelles, etc.

FLUEURS BLANCHES.

L'usage de l'Eau anti-syphilitique les fait disparaître radicalement. On suit pour leur traitement l'indication de l'article *Blennorrhée* chez la femme.

RÉGIME.

En général on peut vivre d'alimens ordinaires, manger modérément, sans privation autre que celle de substances très-salées, comme jambon, morue, etc.

La boisson des repas consiste en eau pure, ou faiblement rougie de vin; celle d'entre les repas en eau pure ou sucrée, dont on boit plusieurs verres chaque jour.

La bière, le vin pur, le café, les liqueurs et les plaisirs vénériens sont défendus; bains généraux tous les quinze jours, et plus souvent s'il est possible.

On peut, dans le cours du traitement, se livrer à son travail habituel, pourvu qu'il n'entraîne pas une fatigue excessive; le cheval, la danse, le saut, sont expressément défendus dans le cas d'écoulement.

Composition de notre Eau anti-syphylitique, dite Eau-Wéry.

℞   Salsepareille..............   ℔ js.
     Hydriodate de potasse.....   ℥ vi.
     Cyanure ferruré de potasse.   ℥ ij.
     Coloquinte. ....   ℥ ˢ vi.
     Racine de gentiane........   ʒs.
     Sucre brut ou mélasse et
       eau commune..........,   q. s.
     Pour faite six livres d'eau en
       consistance sirupeuse.

L'eau anti-syphilitique s'emploie à la dose de trois cuillerées par jour, pure, ou dans un verre d'eau commune ; on peut augmenter la dose jusqu'à huit cuillerées chaque jour.

Dans tous les cas où le malade souffre beaucoup, nous conseillons, outre l'eau anti-syphilitique, de prendre plusieurs fois chaque jour un cuillerée de notre sirop de Thridace ; il calme promptement les douleurs.

Composition de notre Sirop de Thridace.

℞   Thridace...............   ℥ j.
     Coquelicot..............   ℥ iv.
     Acétate de morphine......   ℥ ij.
     Sucre brut ou mélasse et
       eau commune..........   q. s.
     Pour faire huit livres de Sirop.

FIN.